**PREVENÇÃO DAS DOENÇAS
DO CORAÇÃO
Fatores de Risco**

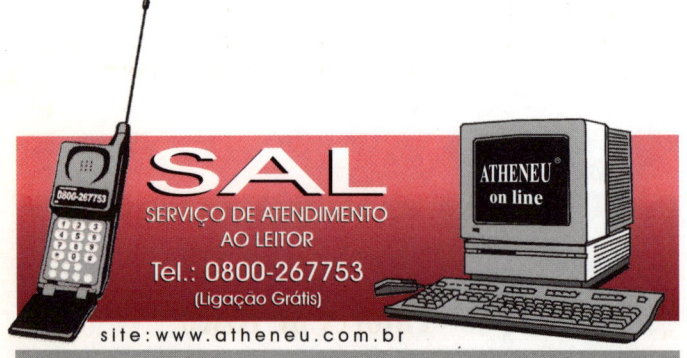

PREVENÇÃO DAS DOENÇAS DO CORAÇÃO
Fatores de Risco

Sociedade Brasileira de Cardiologia

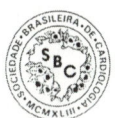

Fundo de Aperfeiçoamento e Pesquisa em Cardiologia

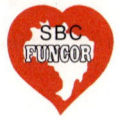

Celso Ferreira
Professor Titular da Disciplina de Cardiologia da Faculdade de Medicina do ABC. Professor Adjunto e Livre-Docente da Disciplina de Cardiologia da Escola Paulista de Medicina — UNIFESP

Maria Teresa R. C. Carneiro
Bacharel em Ciências Políticas e Sociais, Faculdade de Filosofia, Ciências e Letras de Uberaba, Minas Gerais. Pós-Graduação (MBA) em Marketing, Fundação Getúlio Vargas, Rio de Janeiro.

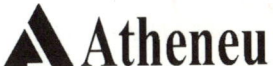

São Paulo • Rio de Janeiro • Belo Horizonte

EDITORA ATHENEU

> São Paulo — Rua Jesuíno Pascoal, 30
> Tel.: 222-4199
> Fax: 3362-1737 • 223-5513
> E-mail: info@atheneu.com.br
> Home Page: www.atheneu.com.br
>
> Rio de Janeiro — Rua Bambina, 74
> Tel.: 539-1295
> Fax: 538-1284
> E-mail: info@atheneu.com.br
> Home Page: www.atheneu.com.br
>
> Belo Horizonte — Rua Domingos Vieira, 319 — Conj. 1.104

PLANEJAMENTO GRÁFICO — CAPA: Equipe Atheneu

PRODUÇÃO GRÁFICA — O. Prado

Dados Internacionais de Catalogação na Publicação (CIP)
(Câmara Brasileira do Livro, SP, Brasil)

> Ferreira, Celso
>   Prevenção das doenças do coração. Fatores de risco/ Celso Ferreira, Maria Teresa R. C. Carneiro. — São Paulo. Editora Atheneu, 1999.
>
>   1. Coração — Doenças 2. Coração — Doenças — Prevenção I. Carneiro, Maria Teresa R. C. II. Título.
>
> 99-3080
>
> CDD-616.1205
> NLM-WG 200

Índices para catálogo sistemático:
1. Cardiologia preventiva: Medicina   616.1205
2. Coração: Doenças: Prevenção: Medicina   616.1205

FERREIRA C., CARNEIRO M. T. R. C.
Prevenção das Doenças do Coração. Fatores de Risco

©*Direitos reservados à EDITORA ATHENEU — 1999*

Sumário

Introdução, *1*
- Como se Adquire Doença Coronariana?, *4*
- Sintomas de Doença Coronariana, *4*
- Semelhanças e Diferenças (Angina e Ataque Cardíaco), *5*

1 **Módulo Hipertensão (ou Pressão Alta),** *7*

2 **Módulo Colesterol,** *13*
- Lipídios, *15*
- Colesterol HDL (o "Bom" Colesterol), *16*
- Colesterol LDL (o "Mau" Colesterol), *16*
- Aterosclerose, *17*
- Como Fazer para Reduzir os Altos Níveis de Colesterol no Sangue?, *17*
- Triglicérides, *18*

3 **Módulo Tabagismo,** *19*
- Ação do Fumo no Organismo, *22*
- A Destruição Social e Ambiental Causada pelo Cigarro, *23*
- Dicas para Parar de Fumar, *24*

4 **Módulo Obesidade,** *25*
- Dicas, *28*

5 **Módulo Sedentarismo,** *29*
  ⇨ Atividades de Baixa Intensidade para Pessoas Sedentárias, *31*

6 **Módulo Atividade Física,** *33*
  ⇨ Benefícios da Atividade Física, *36*
  ⇨ Dicas, *37*
  ⇨ Reduzindo os Fatores de Risco, *38*

7 **Módulo Diabetes,** *39*

8 **Módulo Estresse,** *43*
  ⇨ O Estresse e o Coração, *46*
  ⇨ Como Detectar o Estresse?, *46*
  ⇨ O Estresse e o Sono, *47*
  ⇨ Dicas, *47*
  ⇨ Atividades para Relaxamento, *48*

9 **Módulo Especial: Dieta,** *49*
  ⇨ Quantidades Aconselháveis na Alimentação, *51*
  ⇨ Dieta Saudável e Balanceada, *52*

10 **Módulo Especial: Sal,** *57*
  ⇨ Como Reduzir o Sal da Dieta?, *59*
  ⇨ Dicas, *60*

11 **Como Vai a Sua Vida???,** *61*

Introdução

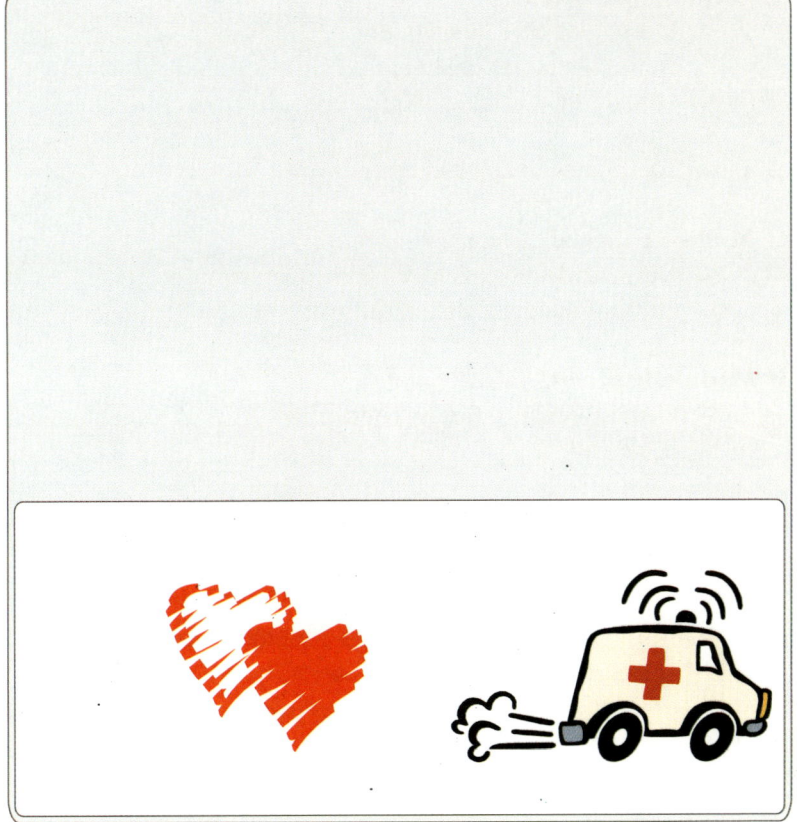

Introdução

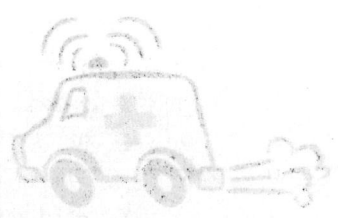

O seu coração é uma potente bomba muscular. Ele é responsável pelo bombeamento de cinco litros por minuto de sangue pelo corpo. Como os outros músculos do seu corpo, seu próprio coração precisa receber uma boa quantidade de sangue a toda hora para desempenhar bem o seu trabalho de bombeamento. Os "tubos" condutores que alimentam o seu coração são as *artérias coronárias*. Elas são ocas, para deixar o sangue fluir livremente, e suas "paredes" são normalmente lisas e elásticas. Quando o revestimento interno de uma artéria é danificado, pelo álcool, fumo, colesterol, hipertensão etc., a gordura pode se acumular, estreitando esta artéria. Quando esta gordura aumenta e endurece, ela é chamada *placa*. Esta danifica mais ainda a parede do seu vaso sangüíneo, facilitando o acúmulo de mais gordura. Com o tempo, suas artérias vão se estreitando, tomando uma forma irregular e endurecida que reduzirá o fluxo sangüíneo até o seu músculo cardíaco. À medida que a doença da artéria coronária progride, os grânulos no sangue que ajudam a coagulação *(plaquetas)* podem se ligar mais facilmente à parede endurecida do vaso e formar pequenos coágulos. Estes, por sua vez, podem se juntar, formando mais um bloqueio para o fluxo sangüíneo, até que um ataque cardíaco ou derrame aconteça, por falta de abastecimento de sangue, com comprometimento da irrigação sangüínea no coração ou no cérebro.

Você acabou de aprender como se inicia uma doença cardíaca por aterosclerose. Milhares de brasileiros morrem por ano vítimas de doenças cardiovasculares. O coração ainda é o maior responsável por óbitos que geralmente acontecem na fase mais produtiva das pessoas. Embora não exista cura, você pode viver uma vida mais longa e saudável se mudar seu estilo de vida e receber tratamento médico adequado. Aprender sobre a doença coronariana e os seus *fatores de risco* pode lhe ajudar a manter sua saúde e longevidade.

COMO SE ADQUIRE DOENÇA CORONARIANA?

Ninguém sabe com certeza por que algumas pessoas desenvolvem esta doença. Mas sabe-se que certos traços, denominados *fatores de risco*, estão relacionados ao desenvolvimento e à progressão da doença. Estes fatores de risco possuem duas categorias: a) aqueles que não se pode alterar: *hereditariedade* de família com propensão para a doença, *sexo* masculino, adultos principalmente, e a mulher após a menopausa e idade acima de 45 anos e b) aqueles que se pode alterar pois estão relacionados ao *estilo de vida ou hábitos pessoais*: hipertensão, elevação do colesterol, tabagismo, obesidade/sedentarismo, diabetes, estresse.

SINTOMAS DE DOENÇA CORONARIANA

O sintoma mais comum é denominado *angina*. Ela é freqüentemente chamada dor no peito ou pode ser descrita como um incômodo. Algumas pessoas a descrevem como uma sensação de aperto no peito; outras dizem que parece uma dormência ou um peso, e outras, ainda, a descrevem como uma dor vaga ou sensação de queimação. Na verdade, não raro as pessoas confundem a angina com má digestão. Embora a angina venha do coração e seja geralmente sentida no peito, ela pode se irradiar para o ombro esquerdo, braços, pescoço, costas e mandíbulas. Em algumas ocasiões, a dor que pode servir de alerta a esta doença não se apresenta, mas os médicos têm meios de diagnóstico, antes que danos irreparáveis possam ocorrer.

Outros sintomas podem surgir com a doença coronária, como falta de ar, palpitações, batimentos cardíacos irregulares ou mais rápidos (taquicardia), tonteira, náusea e cansaço. Estes sintomas são causados por uma situação denominada *isquemia*. A isquemia acontece quando a artéria coronária estreitada chega a um ponto que não consegue mais fornecer o sangue rico em oxigênio necessário ao coração. Seu músculo cardíaco começa a ficar "faminto" por oxigênio. É sempre mais provável e comum que a isquemia ocorra em atividades que o coração exija oxigênio adicional tais como grandes esforços físicos, alimentação, atividade sexual, excitação e exposição ao frio. Porém, se as artérias estiverem gravemente comprometidas, a isquemia poderá ocorrer mesmo durante o repouso.

SEMELHANÇAS E DIFERENÇAS
(*ANGINA E ATAQUE CARDÍACO*)

A angina é um sintoma de alerta de doença cardíaca — não é um *ataque cardíaco*. Mas os sintomas do ataque cardíaco são semelhantes aos da angina.

Angina	Ataque Cardíaco (Infarto)	Angina O Que Fazer	Ataque Cardíaco O Que Fazer
Fornecimento pobre de sangue ao coração por um período curto de tempo	Fornecimento pobre de sangue ao coração por um período longo de tempo	Pare o que estiver fazendo e descanse	Chame a emergência: um tratamento rápido evita grandes lesões ao coração
Não provoca danos permanentes ao coração	Resulta em danos permanentes ao coração	Tome seu remédio sublingual como prescrito	Faça os exames pedidos: Eletrocardiograma, Cateterismo etc.
Sintomas duram alguns minutos (até 15 minutos)	Sintomas duram às vezes mais que 30 minutos	Se a angina persistir após três doses de remédio ou 15 minutos, procure atendimento médico urgente	Siga o tratamento: diminuir os fatores de risco, tomar os medicamentos, submeter-se à cirurgia, se necessário
Sintomas são aliviados com repouso ou medicação	Sintomas não aliviados com repouso ou medicação oral	Siga rigorosamente as recomendações médicas	Siga rigorosamente as recomendações médicas

♥

Módulo Hipertensão (ou Pressão Alta)

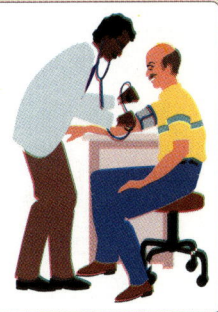

A pressão do sangue é o resultado de duas forças. Uma é criada pelo coração que empurra o sangue para dentro das artérias e através do sistema circulatório. A outra força é a resistência que se opõe ao fluxo sangüíneo nas artérias.

A pressão sangüínea é indicada através de números:
- ♥ O número alto representa a pressão enquanto o coração está batendo, a chamada pressão *sistólica* ou máxima.
- ♥ O número baixo representa a pressão enquanto o coração está em repouso entre cada batimento, a chamada pressão *diastólica* ou mínima.

A pressão do sangue é medida através de um aparelho: o esfigmomanômetro, com auxílio do estetoscópio, para ouvir os ruídos dos batimentos arteriais na dobra do cotovelo. A pressão alta (*sistólica*) é sempre iniciada e ouvida primeiro e, em seguida, é ouvida a pressão baixa (*diastólica*). Exemplo: 120 por 80. Portanto, o valor da pressão alta máxima é 120 e da pressão baixa mínima é 80. Os valores podem variar. Quando a pressão é menor ou igual a 140 por 90 é considerada normal em adultos e quando é maior que este valor é considerada elevada.

A pressão arterial é medida em milímetros de mercúrio, conhecido pela sigla: *mmHg*. O diagnóstico de pressão alta tem por base a mensuração de duas ou mais visitas ao médico, de preferência em dias diferentes.

Uma pequena variação ou uma simples elevação da pressão não significa que você tem HAS (*Hipertensão Arterial Sistêmica*), ou *pressão alta*. A hipertensão é um termo designado para a pressão alta. Ela não apresenta sintomas. De fato, muitas pessoas têm pressão alta por muitos anos sem ter conhecimento. O único modo de descobrir é medindo a pressão; por isso, é muito importante verificá-la pelo menos uma vez por ano. De fato, a HAS é quase sempre descoberta em consulta de rotina. Quando a HAS não é tratada, surgem complicações e daí os sintomas.

A maioria das pessoas (80%) com hipertensão arterial ou pressão alta não apresenta sintomas. Você pode ser hipertenso e nem saber. A hipertensão ocorre quando os valores de medição ultrapassam os 140/90mmHg. Acima de 20 anos de idade, qualquer pessoa deve medir a pressão pelo menos uma vez por ano. O aparecimento da hipertensão é mais freqüente entre os 50 e 60 anos. A pressão alta deve ser controlada para evitar o infarto, a insuficiência cardíaca, o derrame cerebral e danos renais.

A HAS não tem cura, mas o controle permite vida normal, sem complicações à sua saúde. Portanto, o tratamento é imprescindível e deve ser para o resto da vida. A HAS pode ocorrer em crianças, jovens e adultos de meia-idade, mas é particularmente comum em pessoas da raça negra, obesos, consumidores de álcool em excesso e mulheres com mais de 30 anos que fazem uso de anticoncepcionais. Indivíduos que apresentam diabetes e doença renal são mais suscetíveis a desenvolver HAS.

Existem cerca de 500 milhões de pessoas no mundo com HAS e, no Brasil, cerca de 15% a 20% são hipertensas. Uma pressão elevada é indicativo de que o coração está trabalhando mais do que o normal, colocando tanto as artérias quanto o próprio coração sob um grande esforço. Este esforço, a longo prazo, pode contribuir para o desenvolvimento de doenças, tais como:

- ♥ Derrame (AVC)
- ♥ Infarto agudo do miocárdio (IAM)
- ♥ Insuficiência renal (IR)
- ♥ Aterosclerose
- ♥ Comprometimento dos casos sangüíneos no interior dos olhos

Quando o coração é forçado a trabalhar mais (sob pressão) do que o normal, com o tempo ele pode se tornar anormalmente mais musculoso (aumentar). O coração ligeiramente musculoso pode funcionar bem, porém, se não tratado adequadamente, com o passar do tempo, pode se dilatar de forma importante e, quando uma pesada e dura demanda é imposta a ele, exteriorizar sintomas graves.

Artérias e arteríolas (pequenas artérias) também sofrem os efeitos da pressão sangüínea elevada. Com o tempo, elas ficam endurecidas, apresentando cicatrizes e menos elasticidade. A pressão arterial elevada constante acelera este processo e o desenvolvimento da aterosclerose (ver *Módulo Colesterol*).

A lesão das artérias é prejudicial, pois artérias endurecidas ou estreitadas — pela aterosclerose e na presença da pressão arterial elevada — podem não suprir o volume de sangue que o organismo necessita. E se o organismo não receber um aporte adequado de sangue, não estará recebendo o oxigênio e os nutrientes suficientes para o funcionamento normal dos órgãos e tecidos.

Existem outros riscos como os coágulos ou *trombos* de sangue que podem se alojar nas artérias endurecidas e estreitadas pela aterosclerose, privando alguma parte importante do corpo de fluxo sangüíneo.

O coração, o cérebro, os pulmões e os rins são, particularmente, suscetíveis a esses danos causados pela pressão alta.

Algumas pessoas podem diminuir sua pressão arterial apenas com a redução do sal na dieta, diminuição no consumo de álcool, perda de peso, aumento de atividade física e, finalmente, parando de fumar.

2

Módulo Colesterol

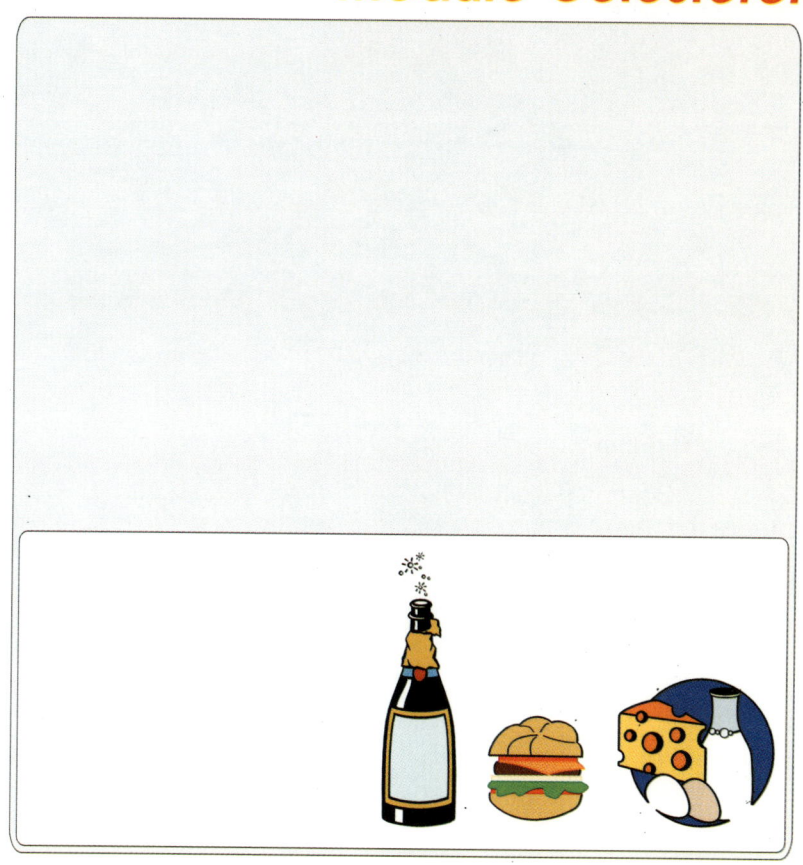

Módulo Colesterol

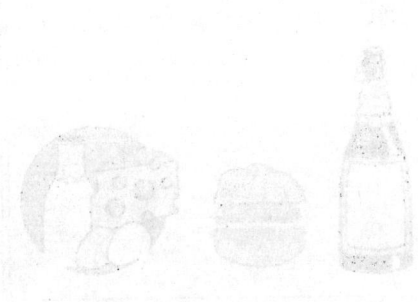

LIPÍDIOS

O aumento dos lipídios (gordura) na corrente sangüínea é chamado *hiperlipidemia*. Estes lipídios incluem o colesterol e os triglicérides.

O colesterol é uma substância leve encontrada entre os lipídios (gordura) na corrente sangüínea, no corpo das células e nos alimentos de origem animal. É uma substância importante para a saúde do organismo porque é usada na formação da membrana celular, em alguns hormônios e em outras necessidades do tecido. Mas em altos níveis (chamado *hipercolesterolemia*) é um dos fatores de risco para as doenças cardiovasculares.

Os níveis desejáveis do colesterol total no sangue são de até 200mg/dl.

O excesso de colesterol na dieta é removido pelo organismo através do fígado. O colesterol e outras gorduras não podem dissolver-se no sangue. Eles têm que ser transportados para dentro e para fora das células através de substâncias chamadas lipoproteínas. Existem diversos tipos, mas as mais importantes são as lipoproteínas de alta densidade (*HDL*) e de baixa densidade (*LDL*).

O colesterol é uma substância necessária ao nosso organismo. E ele possui duas fontes: aquele produzido pelo organismo e o colesterol adquirido em função da ingestão de alimentos gordurosos. Uma alimentação equilibrada é importante para a manutenção da saúde, prevenindo o aparecimento de várias doenças. Os cuidados com a alimentação incluem desde o momento da seleção dos alimentos para a compra, a escolha dos locais para armazená-los, as formas de preparo até o seu consumo. O colesterol é constituído de "componentes" que podem ser separados pelo laboratório, sendo importantes suas propriedades.

COLESTEROL HDL (O "BOM" COLESTEROL)

O HDL remove o excesso de colesterol no sangue e, portanto, protege o organismo contra o aparecimento da aterosclerose. É também conhecido como o *"bom" colesterol*, quanto maior a quantidade melhor. O oposto é verdadeiro; em baixos níveis indica um grande risco para o desenvolvimento de doenças cardíacas.

COLESTEROL LDL (O "MAU" COLESTEROL)

Quando uma pessoa apresenta significante quantidade de colesterol LDL circulando no sangue, lentamente ele pode estar sendo depositado na parede das artérias. Junto com outras substâncias, pode formar grandes placas espessas e obstruir a passagem do sangue. Essa condição é conhecida como *aterosclerose*. A formação de um coágulo *(trombo)* na região onde se encontra esta placa pode obstruir a passagem do sangue que circula, por exemplo, no músculo do coração, causando um infarto. E se o coágulo estiver obstruindo a passagem do sangue para o cérebro, isso pode resultar em um derrame. Um alto nível de colesterol LDL no sangue é um grande fator de risco para as doenças cardiovasculares. Devido a seus efeitos negativos, é denominado "mau" colesterol.

O sucesso dentro do nosso organismo vai depender da disputa do "bom" contra o "mau", decorrente em grande parte da ingestão maior ou menor de alimentos ricos em gordura. O "mau" colesterol causa acúmulo de gorduras nas artérias, estreitando-as e produzindo a aterosclerose. O aumento dos depósitos de gorduras nas artérias leva ao risco de ataque cardíaco. Quanto maior a artéria bloqueada, maior será o risco.

Evite o "mau" colesterol. Dê preferência a uma alimentação rica em gorduras poliinsaturadas, que são: carnes magras, frango e peixe sem pele, creme ou manteiga vegetal, verduras, legumes, frutas frescas e pão integral. Evite ou reduza: o consumo de carnes gordurosas, manteiga, muzarela e queijos amarelos, frituras, banha e gorduras duras, cremes, bolos e biscoitos.

ATEROSCLEROSE

Aterosclerose é o depósito de substâncias na parede das artérias. O resultado disso é o que chamamos de *placa de ateroma*. A aterosclerose é uma doença lenta e progressiva que pode começar na infância. Em algumas pessoas essa doença progride rapidamente na terceira idade. Mas, como começa este depósito de substâncias na parede da artéria?

A parede da artéria é constituída por várias camadas. A partir de uma lesão em uma dessas camadas, ocorre a formação da *placa de ateroma* nesta região. É, portanto, a retenção de gordura, colesterol, fibrina, cálcio e restos celulares — presentes na corrente sangüínea — que estariam aderindo-se lentamente à região danificada da parede da artéria. O tipo da placa e onde ela pode se formar varia de pessoa para pessoa. Existem várias teorias que explicam o começo da aterosclerose; no entanto, os denominados fatores de risco aceleram seu desenvolvimento. Entre eles os principais são:

- ♥ Pressão alta (HAS)
- ♥ Níveis elevados de colesterol e triglicérides circulantes no sangue
- ♥ Fumo; o cigarro contém componentes que agravam o desenvolvimento da aterosclerose nas artérias.

COMO FAZER PARA REDUZIR OS ALTOS NÍVEIS DE COLESTEROL NO SANGUE?

- ♥ Controlar os níveis elevados da pressão arterial
- ♥ Não ingerir alimentos ricos em colesterol e gordura saturada
- ♥ Fazer exercícios físicos regularmente
- ♥ Não fumar

TRIGLICÉRIDES

Os triglicérides são a forma química de muitas gorduras existentes nos alimentos e no organismo. Nutrientes ingeridos nas refeições, que não são usados imediatamente pelos tecidos do organismo, são convertidos em triglicérides e transportados para as células para serem armazenados. Quando há um excesso de triglicérides, o resultado é chamado *hipertrigliceridemia* e está também associado à ocorrência de doenças cardiovasculares. Os níveis normais de triglicérides são de 200 mg/dl.

♥

3

Módulo Tabagismo

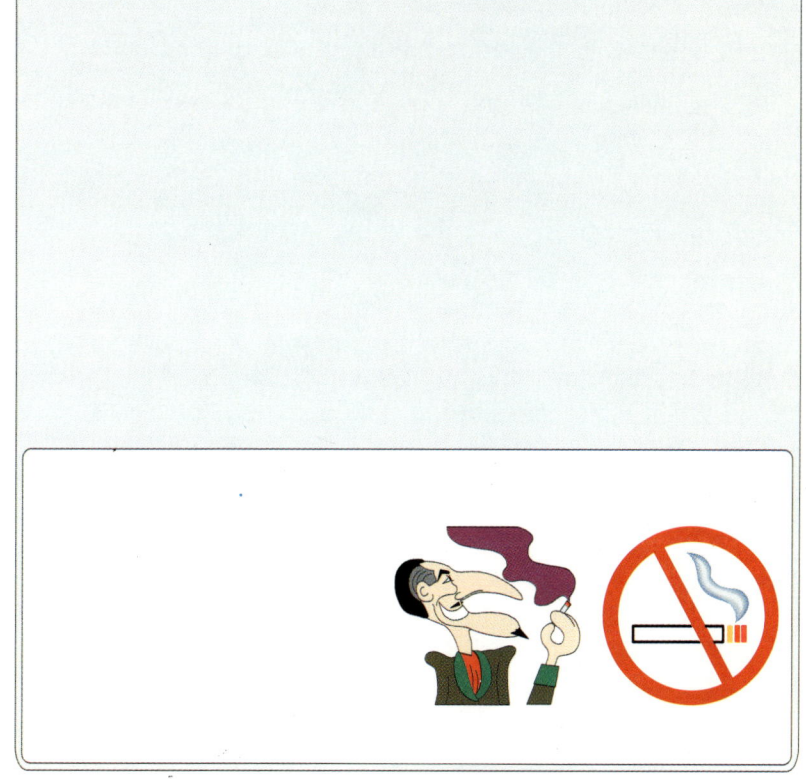

No Brasil, em 150 milhões de habitantes, 30 milhões fumam. Nos Estados Unidos, 50 milhões fumam, 434 mil morrem por ano por causa do cigarro e 53 mil morrem somente por causa da fumaça do cigarro, os chamados *fumantes passivos* — pessoas que convivem em ambiente de fumantes no trabalho ou mesmo com familiares. Se, entre nós, tivermos as mesmas proporções, pelo menos 290 mil pessoas morrem anualmente no Brasil por causa do cigarro.

O não-fumante, que respira a fumaça do cigarro, se torna um *fumante passivo* e apresenta:

- ♥ A curto prazo: irritação nos olhos, tosse, dor de cabeça, aumento de alergias.
- ♥ Mais tarde: problemas pulmonares, aumento da pressão arterial, infarto e angina, câncer.

O fumo causa mais mortes prematuras no mundo do que a *soma* das mortes provocadas por AIDS, drogas pesadas, álcool, acidentes de trânsito, incêndio e suicídios. O fumante passivo também é prejudicado, compelido, à sua revelia, a inalar a fumaça. Cigarros com baixo teor de nicotina não diminuem o risco de doenças do coração, pois prejudicam da mesma forma o controle adequado da pressão arterial e do colesterol.

Depois de um ano sem fumar, o risco de infarto reduz 50% (para moléstias pulmonares e outras o tempo é maior). Quem abandona o hábito de fumar, previne-se das doenças do pulmão, coração e artérias, respira melhor, apura o paladar, reduz o mau hálito e melhora a qualidade de vida, aumenta a quantidade de colágeno da pele, evitando o envelhecimento precoce e melhora a potência sexual. Quem fuma mais de 20 cigarros por dia corre um risco quatro vezes maior de ter doenças cardíacas. A ação da nicotina estimula a produção de adrenalina e acelera os batimentos do coração. Em conseqüência, o coração exige mais oxigênio para suportar o ritmo intensificado das batidas. Como a absorção de oxigênio fica prejudicada pelo monóxido de carbono, o coração passa a trabalhar com falta de oxigênio.

AÇÃO DO FUMO NO ORGANISMO

- ♥ A nicotina é a causa da dependência do cigarro. O tabagismo é um vício e um hábito. A nicotina faz com que o organismo sinta falta do fumo, tornando difícil, mas não impossível, o seu abandono. Algumas pessoas conseguem parar por conta própria, com disciplina e força de vontade, outras precisam de um programa ou de medicamentos para ajudar a parar. Seja qual for a sua característica, faça tudo que puder para viver sem cigarro!

- ♥ Uma vez inalada, a nicotina do cigarro chega aos pulmões, entra no sangue e, oito segundos após a inalação, já está no sistema nervoso central. Uma vez no sangue, a nicotina, além de outras das 4 mil substâncias encontradas no fumo, das quais 39 são comprovadamente cancerígenas, provoca alterações químicas, afeta o oxigênio presente no sangue ativando a liberação de uma quantidade maior dos chamados radicais livres. Estes são substâncias químicas, normalmente presentes no sangue em proporções baixas, mas, quando aumentam de número, ajudam a agregar as partículas de gordura encontradas no sangue, podendo gradativamente obstruir as artérias.

- ♥ Quando uma pessoa fuma, o corpo responde imediatamente à química da nicotina do cigarro. Ela causa, em curto espaço de tempo, o aumento da pressão arterial e do batimento cardíaco.

- ♥ Pode causar vasoconstrição, que é o estreitamento dos vasos sangüíneos e conseqüente aumento da pressão arterial.
- ♥ Durante a gravidez, o fumo pode causar abortos, nascimento de bebês com baixo peso ou até mesmo a morte de recém-nascidos.
- ♥ Mulheres que fumam, usam anticoncepcionais e têm mais de 30 anos, são mais propensas a desenvolver estas doenças.

A DESTRUIÇÃO SOCIAL E AMBIENTAL CAUSADA PELO CIGARRO

O fumo é uma doença social porque toda a sociedade sofre com ela: com o fumante e o fumante passivo, obrigado a inalar a fumaça. O resultado não poderia ser mais devastador:

As Famílias

Perdem seus familiares, são afetadas pela poluição tabagística em casa, gastam com cigarros, o dinheiro que poderia ser melhor utilizado para lazer ou alimentação.

O Sistema de Saúde

Gasta com tratamento e internações de doentes afetados pelo cigarro; tem seus ambulatórios sobrecarregados com estes doentes; desviam recursos para atendê-los que poderiam estar sendo utilizados em outras áreas de saúde.

Os Trabalhadores Fumantes

Faltam mais ao trabalho porque adoecem com mais freqüência; gastam mais com remédios; produzem menos do que poderiam pois interrompem várias vezes o trabalho para fumar; se aposentam ou morrem precocemente; poluem o local de trabalho, transformando seus colegas em fumantes passivos; podem causar incêndio no local.

A Natureza

Utilização da madeira da mata nativa para a *cura* (secagem) das folhas do fumo em fornos à lenha; poluição das águas e do solo, contaminando a vegetação, os animais e seres humanos devido aos agrotóxicos usados em grande quantidade na plantação do fumo; empobrecimento do solo devido ao plantio do tabaco, tornando-o inadequado para o cultivo de alimentos.

DICAS PARA PARAR DE FUMAR

- ♥ Faça uma lista com todas as suas razões para parar de fumar.
- ♥ Escolha uma data para parar.
- ♥ Observe as situações nas quais você fuma ou mais o estimulam a buscar o cigarro: interrompa com elas, mude os hábitos destas situações.
- ♥ Busque um "amigão" para lhe dar uma força.
- ♥ Não desista ou se desespere, mesmo que tenha uma recaída; recomece quantas vezes forem necessárias.
- ♥ Faça exercícios. Consulte o seu médico antes de começar um programa de exercício e só entre em competições no futebol ou basquete após rigorosa avaliação médica.

♥

4

Módulo Obesidade

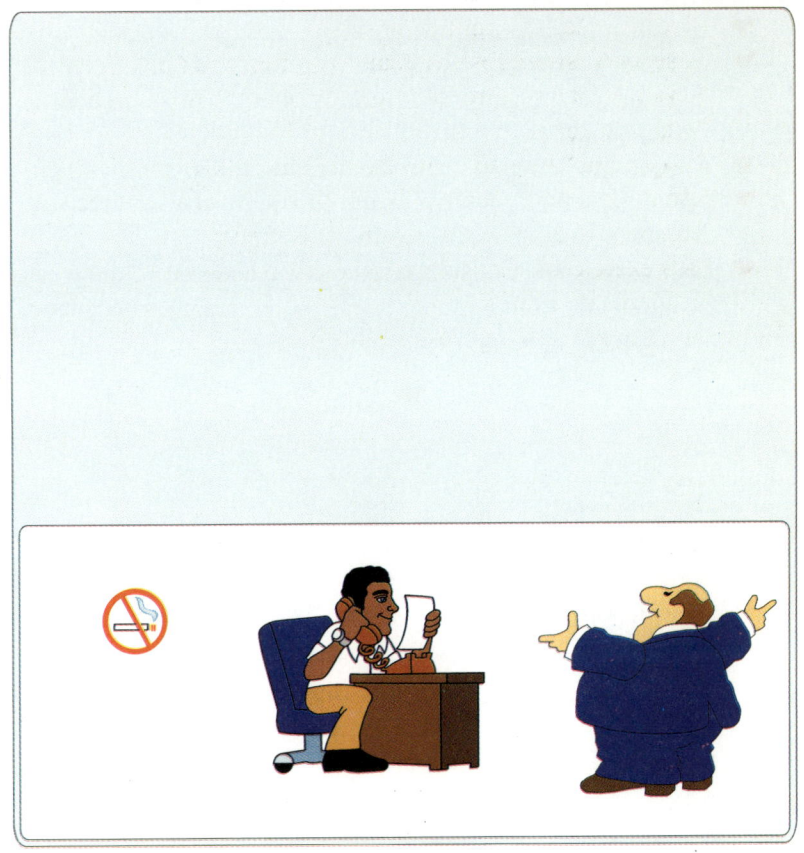

A obesidade é simplesmente definida como acúmulo e excesso de gordura no corpo. Uma pessoa geralmente é considerada obesa quando o seu peso corporal excede 20% a 30% do peso "ideal", e quando o excesso de peso é proveniente de gordura e não de água, massa muscular ou ossatura.

Pessoas obesas possuem um risco mais elevado de desenvolver doença cardíaca. Algumas razões deste alto risco são conhecidas, mas outras não. Por exemplo, a obesidade é capaz de:

- ♥ aumentar os níveis de colesterol e triglicérides (gordura) no sangue;
- ♥ diminuir o HDL (o "bom" colesterol), que é associado ao baixo risco para as doenças;
- ♥ aumentar a pressão arterial;
- ♥ induziu ao diabetes *mellitus* tipo II.

A obesidade sozinha tem a capacidade de aumentar os riscos de doenças cardíacas, além de prejudicar o coração e a circulação. A obesidade também é causada pela falta de exercícios físicos. A hipertensão arterial é mais comum nos indivíduos obesos e, neles, verificam-se níveis mais elevados de insulina, açúcar no sangue (*glicemia*), lípides circulantes e aumento da atividade simpática (fatores relacionados com a HAS).

O obeso tem a pressão mais elevada, alterações do colesterol e maior tendência ao diabetes. Controlar o peso diminui em 40% o risco de infarto, angina e derrame cerebral. Evite consumir alimentos fritos ou gordurosos, doces, bolos, refrigerantes que contêm alto teor calórico. Comer é um dos maiores prazeres do ser humano, além de ser difícil resistir à geladeira ou a uma lanchonete. O estresse também é mais um acelerador do apetite, uma vez que diminui o nível de serotonina no sangue, provocando a sensação de fome. Pessoas estressadas comem o dobro. O excesso de peso tem relação direta com os outros fatores de risco para as doenças do coração. A perda de peso varia de pessoa para pessoa. As pessoas que perdem peso gradualmente tendem a manter o seu peso ideal, ou seja, não recuperam o peso perdido quando cessam a dieta.

DICAS

- ♥ Incluir frutas, vegetais e carnes magras na sua dieta diária. Em adição a fibras, cereais e legumes, completada por uma hidratação permanente, tomando dois litros de água por dia.
- ♥ Mude sua rotina diária se for adepto do sedentarismo: suba escadas em vez de usar o elevador, desça do ônibus ou metrô alguns pontos antes do seu destino, vá a pé a lugares próximos e não de carro, ande de bicicleta, caminhe todos os dias.
- ♥ Verifique o seu peso semanalmente.

♥

5

Módulo Sedentarismo

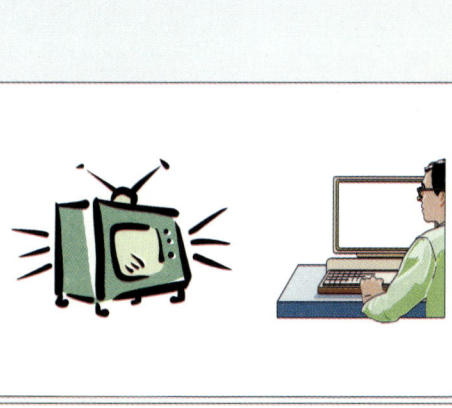

A vida moderna, com o desenvolvimento tecnológico e de comunicações, faz com que o homem pratique menos esforços físicos, facilitando a vida das pessoas e lhes oferecendo mais conforto. Entretanto, este mesmo conforto está conduzindo a população à prática do sedentarismo. Por exemplo: os vidros elétricos dos carros, o controle remoto, os aparelhos eletrodomésticos, os elevadores etc. Por todos os lados encontramos utensílios ou mecanismos que poupam nossos pequenos esforços diários. A inatividade física aumenta o risco de doenças cardíacas. Muitas pessoas acreditam que suas atividades domésticas, de trabalho, ou mesmo a prática esporádica de esportes, podem protegê-las das doenças associadas ao sedentarismo. Mas estão enganadas. A prática de atividades físicas precisa ser *diária*, *regular* e *controlada* para surtir seus efeitos positivos e não ser inócua à saúde, constituindo uma prática sedentária de vida.

ATIVIDADES DE BAIXA INTENSIDADE PARA PESSOAS SEDENTÁRIAS

- ♥ Caminhadas   ♥ Dançar   ♥ Nadar
- ♥ Jardinagem   ♥ Jogar peteca
- ♥ Pedalar (bicicleta, pedalinho etc.)
- ♥ Trabalhos domésticos: lavar, passar, varrer, limpar com aspirador etc.

EVITE

- ♥ Assistir muito televisão;
- ♥ Passar o dia ou a noite toda no computador sem fazer alongamento e pausas prolongadas;
- ♥ Jogar baralho, xadrez e outros jogos de mesa por longos períodos;
- ♥ Ler ou estudar por horas a fio.

MEXA-SE

- ♥ "Espreguiçar" o corpo ao acordar. Não levante sem fazer um bom alongamento.
- ♥ Adquira um cachorro. Quem possui animais em casa nunca será sedentário.
- ♥ Suba as escadas da sua casa, mude os móveis de lugar, faça faxina nos armários, aprenda a usar os utensílios e móveis da sua casa para mexer e exercitar o corpo.
- ♥ Adquira o hábito de dar uma boa caminhada pela manhã ou ao entardecer, bebendo bastante água, antes, durante e após o exercício; ao terminar, tome uma *chuveirada* morna, ouça uma música suave, relaxe cinco minutos após o banho, deitado, com todo o corpo alongado e, somente após, alimente-se adequadamente. Faça tudo em "câmara lenta". Não atenda ao telefone nesta sessão de relaxamento. Não ligue a televisão. A sensação de bem-estar é instantânea.
- ♥ Ioga e tai-chi-chuan são atividades maravilhosas para relaxamento, estresse e condicionamento mental. Mas para um sedentário poderão ser nocivas para o funcionamento de seu organismo, que precisa perder calorias, baixar a pressão arterial ou os níveis de colesterol no sangue. Portanto, consulte um médico antes de escolher qualquer atividade física.

♥

6

Módulo Atividade Física

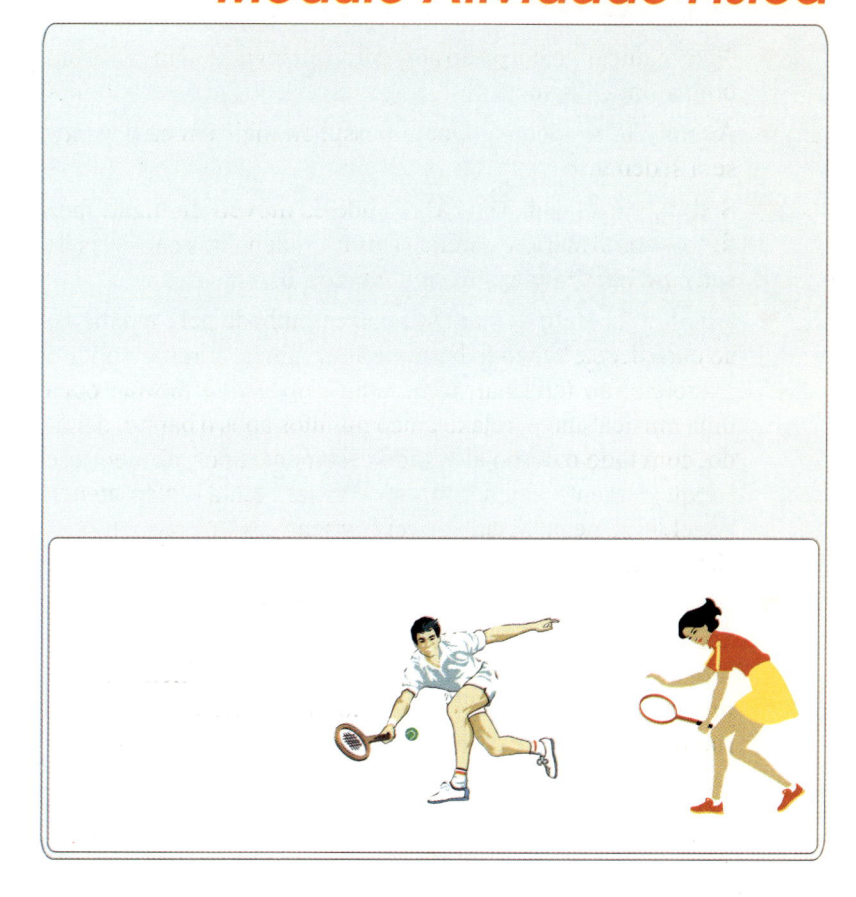

Aptidão ou forma física é a capacidade que o corpo tem de desempenhar exercícios sem chegar à exaustão. Todas as formas de exercício consomem energia, exigindo um esforço extra do coração e dos pulmões. Portanto, ter forma física significa: *a) que o coração e os pulmões fornecem energia eficientemente, permitindo ao corpo trabalhar com maior facilidade; b) que os músculos estão condicionados, pelo treinamento, a realizar esforços e exercícios sem fadiga.* Mas forma física é mais do que isso. As pessoas fisicamente preparadas não só *parecem como se sentem mais saudáveis, têm mais facilidade em relaxar e gozam de uma sensação generalizada de bem-estar.*

A atividade física tem sido estabelecida como um *importante fator de prevenção de doenças cardiovasculares.* Mesmo modestos níveis desta atividade, ainda assim, são benéficos. O exercício é a chave para a aptidão. O corpo humano foi projetado para a ação. No passado, a maior parte das pessoas exercitava-se regular e espontaneamente no próprio trabalho. Não havia tanto conforto e facilidades como existem hoje. Exercícios regulares recarregam as suas "baterias" para um maior esforço. *As pessoas que sofrem de cansaço generalizado se beneficiam com MAIS exercício do que com MAIS descanso.* Isto se não houver causas médicas para a sua fadiga, é claro. Se já há algum tempo você não pratica uma atividade física, ou se esteve enfermo recentemente ou, ainda, se você já tem mais de 40 anos, é bom consultar um médico para saber qual o tipo de exercício que melhor se adapta a seu físico. É importante começar aos poucos e aumentar gradativamente.

BENEFÍCIOS DA ATIVIDADE FÍSICA

- ♥ Tonifica e melhora a força muscular;
- ♥ Mais energia física e mental, melhorando principalmente a aparência física;
- ♥ Queima calorias, podendo reduzir o peso;
- ♥ Melhora a qualidade do sono e facilita a capacidade de relaxamento;
- ♥ Ajuda a controlar a ansiedade e a depressão, reduzindo a possibilidade de estresse;
- ♥ Aumenta a eficiência dos pulmões e coração, reduzindo a necessidade de dietas;
- ♥ Aumenta a disposição e resistência para o trabalho, tornando-se mais produtivo;
- ♥ Melhora a qualidade com a redução dos fatores de risco de doenças cardíacas.

Uma forma de atividade contínua são os exercícios *aeróbicos*, que usam o oxigênio para produzir energia para os músculos. Exemplos: *andar de bicicleta, correr, caminhar* e *nadar*. São benéficos porque fazem o coração trabalhar mais, estimulando a circulação sangüínea. Já os exercícios *anaeróbicos* usam somente a força e, portanto, não são indicados para hipertensos pois aumentam repentinamente a pressão. Exemplo: levantamento de peso.

Programas desenhados para melhorar a aptidão física levam em consideração a freqüência cardíaca máxima (FCM). Esta nada mais é do que a quantidade de batimento cardíaco durante o exercício físico. A freqüência cardíaca recomendável para que o exercício seja mais eficaz no controle da pressão arterial e benéfico para a saúde é de 60% a 85% da FCM. A seguir, uma tabela progressiva, com base na idade, da freqüência cardíaca adequada:

IDADE	60-85% DA FCM	FCM (100%)
20 anos	98-146 bat/min	200 bat/min
25 anos	95-142 bat/min	195 bat/min
30 anos	93-138 bat/min	190 bat/min
35 anos	90-135 bat/min	185 bat/min
40 anos	88-131 bat/min	180 bat/min
45 anos	85-127 bat/min	175 bat/min
50 anos	83-123 bat/min	170 bat/min
55 anos	80-120 bat/min	165 bat/min
60 anos	78-116 bat/min	160 bat/min
65 anos	75-113 bat/min	155 bat/min
70 anos	72-110 bat/min	150 bat/min

Ref.: bat/min = Batimentos cardíacos por minuto.
Fonte: American Heart Association.

DICAS

- ♥ Comece um programa de exercícios leves (três vezes por semana), que consiga executar até o fim e aumente gradativamente. Faça exercícios até ficar cansado mas não exausto.
- ♥ O ritmo adequado para a prática de exercícios é sempre aquele que provoca sensação de bem-estar antes, durante e após os exercícios. Um indicador disso é o fato de poder conversar com outra pessoa durante o exercício sem sentir dificuldades ou estar ofegante. Se isso acontecer, diminua o ritmo. Passe a fazer o exercício *diariamente*.
- ♥ Não faça exercícios em jejum ou imediatamente após uma refeição pesada.
- ♥ Não faça exercícios sem aquecimento antes e alongamento ou distensão após. Não pare o exercício abruptamente. Esta prática diminui o risco de lesões articulares e musculares.
- ♥ Beba líquidos antes, durante e após a prática do exercício.
- ♥ Meça sua freqüência cardíaca por minuto (FCM) antes, durante e após o exercício, seguindo a fórmula: FCM = 195 —

IDADE. Não ultrapasse esse limite. Se você tem mais de 60 anos, mantenha sua FCM em 80% desse total.
- ♥ Consulte o seu médico antes de começar um programa de exercício ou competições.

REDUZINDO OS FATORES DE RISCO

Pressão Alta

Exercícios regulares estão associados à redução da pressão arterial por promover estimulação da circulação (ativa a elasticidade dos vasos), do retorno venoso e ativam o trabalho cardíaco.

Colesterol

Exercícios regulares aumentam significativamente os níveis de HDL, o chamado colesterol "bom", no sangue e este aumento tem sido associado à diminuição deste fator de risco para as doenças cardiovasculares.

Fumo

As pessoas que fazem *exercícios regulares* são mais propensas a diminuir ou parar de fumar pois têm percepção do desempenho físico na presença do hábito de fumar.

Obesidade

Exercícios regulares podem ajudar a perder o excesso de peso ou manter e controlar um peso razoável.

Estresse

Exercícios regulares ajudam a diminuir os níveis de ansiedade, depressão, irritabilidade e estresse físico e mental.

♥

7

Módulo Diabetes

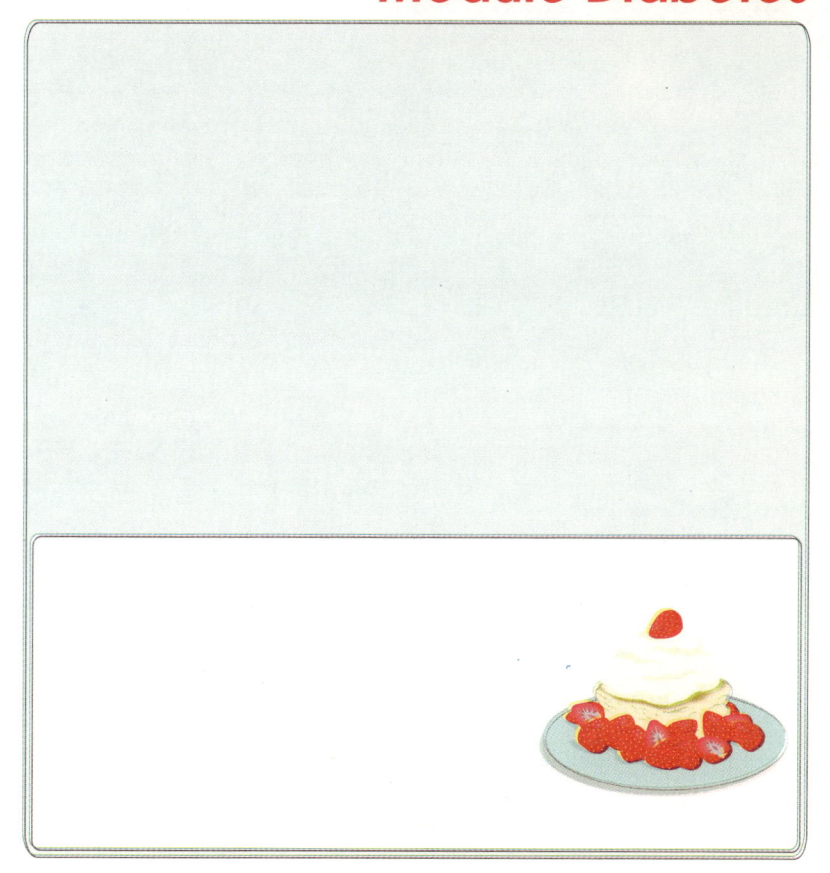

Módulo Diabetes

O diabetes caracteriza-se pela produção deficiente de insulina no organismo. E o que é insulina? É a substância responsável pela conversão do açúcar em energia e produzida no pâncreas, que a libera na medida necessária para manter a taxa de açúcar normal no sangue (glicemia). O excesso de açúcar no sangue favorece o acúmulo de gorduras contidas na alimentação, e que podem facilmente ser depositadas na parede arterial. O risco do diabetes é ainda maior se ele for associado a outros fatores de risco tais como obesidade, pressão alta, colesterol elevado, fumo ou sedentarismo.

EXISTEM DOIS TIPOS DE DIABETES

Tipo I

Geralmente ocorre em crianças jovens e adultos jovens. Necessita insulina para o seu controle e, por isso, também se denomina insulino-dependente.

Tipo II

É o tipo mais freqüente, aparecendo em geral depois dos 40 anos. Para o seu controle, utiliza-se medicação via oral.

Existe ainda o diabetes que surge durante a gravidez, especialmente em mulheres obesas ou que aumentaram excessivamente de peso durante a gestação. Devem ser alertadas para esta situação, especialmente as pacientes com familiares diabéticos, com antecedentes de gestação anterior pesando acima de 4kg, abortos ou natimortos.

Em todos os casos (tipo I e tipo II), é fundamental dieta apropriada.

O diabetes descontrolado manifesta-se pela presença de muita sede (denomina-se polidipsia), grandes volumes de micções (poliúria) e muita fome (polifagia). Além disso, no diabetes descontrolado há perda de peso. No entanto, no diabetes tipo II e controlado, é comum o aumento de peso.

O diabético pode ter uma vida normal desde que tome alguns cuidados e tenha acompanhamento médico. O controle do diabetes diminui o risco de entupimento dos vasos, que poderá levar ao infarto ou derrame cerebral. Mesmo em estágios primários, o diabetes deve estar sempre sob supervisão médica, para reduzir as complicações da doença. O corte do açúcar na alimentação é fundamental para os diabéticos e o seu primeiro cuidado, eliminando também todo tipo de alimento que produz açúcar tais como carboidratos e bebidas alcoólicas.

Dicas: Se você é obeso, sedentário, tem mais de 40 anos (durante a gravidez, mais de 30), ainda mais, tem pressão alta, colesterol ou triglicérides elevados e, principalmente, tem parentes próximos (pais, tios, irmãos ou primos) com diabetes, esteja ALERTA.

♥

8

Módulo Estresse

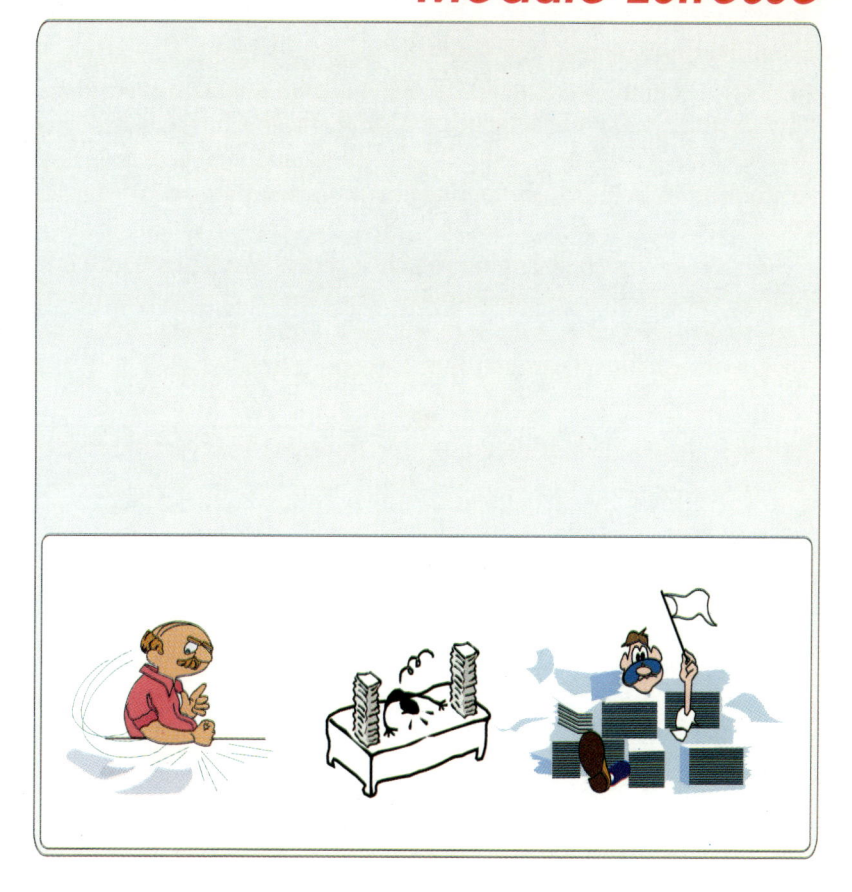

8

Módulo Estresse

O estresse é um termo usado para descrever um conjunto de reações do organismo como resultado às agressões físicas, emocionais, químicas e de diversas origens que perturbam o seu equilíbrio interno. Estresse é o resultado natural do indivíduo para reagir às situações de perigo, medo ou incômodo, assim como à tensão emocional e mental preparando-se para enfrentar ou evitar. Sob alguma ameaça, o organismo aumenta a produção de elementos químicos do corpo chamados *hormônios da tensão*, e libera, entre eles, a adrenalina, o que pode causar uma sensação de pânico, desconforto e, até mesmo, aumentar a pressão sangüínea, pois, se alertam o sistema nervoso sobre o perigo, também perturbam a sua estabilidade. A adrenalina provoca o aumento dos batimentos cardíacos e da pressão arterial que poderá levar até mesmo a um ataque cardíaco, colapso nervoso etc. O estresse ataca indiscriminadamente qualquer pessoa, sobretudo aquelas que moram em grandes cidades.

Estresse e tensão podem significar a mesma coisa. É mais fácil, porém, reconhecer do que explicar estas duas palavras. Todos nós temos estresse. Como a tensão é uma condição pessoal, poderá significar coisas diversas para pessoas diferentes e a reação — modo de sentir e manifestar física e emocionalmente a ele — é subjetiva e difere de pessoa para pessoa. O que é estresse para uma pessoa poderá não ser para outra. Geralmente pode-se dizer que alguém sofre de estresse quando as pressões externas de trabalho, da família, preocupações financeiras etc., fogem à sua capacidade para suportá-las. Isso leva à impaciência, irritabilidade, depressão, perda da capacidade de concentração e insônia.

Há, ainda, evidências de que pessoas com certas características de personalidade são mais passíveis de sofrer tensão. São pessoas impacientes, competitivas, ambiciosas e que vivem sob a contínua pressão do tempo. Personalidades, assim, correm um risco um pouco maior de ataque cardíaco em relação às pessoas mais cordatas e calmas, principalmente se elas são portadoras de outros fatores de risco como o fumo, o sedentarismo, a obesidade etc.

O ESTRESSE E O CORAÇÃO

As evidências físicas cada vez mais crescente apontam sua relação entre os grandes fatores de risco de doenças cardiovasculares e fatores psicossociais (meio ambiente) como por exemplo, um trabalho sob pressão constante, isolamento social e personalidade característica. O estresse não é um fator de risco isolado ou independente para o aparecimento de doenças. O estresse agudo (de começo rápido) e crônico (de longa duração) induz a ativação do sistema nervoso e pode elevar a pressão arterial, os níveis de colesterol no sangue, estimular o hábito de fumar e de cometer excessos alimentares. Um dos grandes causadores da HAS (Hipertensão Arterial) é sem dúvida o estresse. A prática de relaxamento ou de atividades físicas, como válvula de escape, e mudanças de hábitos, principalmente no trabalho, podem reduzir os efeitos nocivos do estresse no tratamento da pressão alta.

COMO DETECTAR O ESTRESSE?

Há alguns sinais muito significativos, mesmo que o seu portador não tenha consciência dos mesmos ou os negue constantemente: ♥ Fumar e/ou beber mais do que o habitual; ♥ Passar a comer demais ou súbita perda de apetite; ♥ Insônia; ♥ Cansaço fora do comum; ♥ "Pavio curto"; ♥ Dificuldade em tomar decisões que antes eram fáceis; ♥ Dificuldade de concentração; ♥ Apatia ou desinteresse anormais; ♥ Mudanças bruscas de humor.

O ESTRESSE E O SONO

Uma das conseqüências graves que o estresse pode causar é o distúrbio do sono, que será agravado se a pessoa estiver hipertensa. Estudos têm mostrado que a pressão alta se reduz após uma noite de sono adequada. Entretanto, uma noite de sono "adequada" pode ser relativa, pois a qualidade e a quantidade do sono variam de pessoa para pessoa. Diversos estudos têm sugerido que indivíduos com variação do período do sono têm maior risco de resultados negativos à saúde. Embora cada pessoa possua uma característica fisiológica com relação ao número de horas que dorme, a qualidade do sono que um indivíduo possui tem sido considerada reflexo de estilo de vida saudável. O ideal seria que se dormisse, sem interrupções, durante oito horas seguidas. Porém, muitas pessoas se sentem plenamente satisfeitas e cheias de vitalidade com menos horas. Esta qualidade do sono, portanto, é muito subjetiva. Mas, se um indivíduo não descansa adequadamente, a sua pressão arterial estará afetada no dia seguinte, e, conseqüentemente, o seu rendimento físico e intelectual.

DICAS

- ♥ Evite permanecer em ambientes tumultuados e barulhentos.
- ♥ Evite discutir assuntos polêmicos antes de dormir.
- ♥ Evite alimentar-se demasiadamente.
- ♥ Leia um livro ou revista que não comprometa o seu sono.
- ♥ Prefira filmes divertidos e leves.
- ♥ Ouça música calma ou instrumental.
- ♥ Seja uma pessoa positiva e, se possível, alegre. Aprenda a ver o lado menos negativo das coisas, livrando-se da tensão, ansiedade e aprendendo a relaxar.
- ♥ Lembre-se: fumar e beber aliviam momentaneamente a sua tensão mas não solucionam o seu problema e ainda acrescentam mais um risco à sua saúde!

ATIVIDADES PARA RELAXAMENTO

- ♥ Esportes: natação, hidroginástica, ioga, tai-chi-chuan, pesca, bicicleta, golfe, tênis, peteca, boliche, tênis-de-mesa (pingue-pongue), cavalgada etc.
- ♥ Entretenimento: dançar, *shows* de música ou dança, teatro, cinema, televisão, leitura, parque de diversões, circo etc.
- ♥ Longas caminhadas ou em trilhas *(trekking),* turismo ecológico.
- ♥ Tirar férias regularmente: viajar, acampar (montanhas ou praias).
- ♥ Sauna (hipertensos precisam consultar o médico).
- ♥ Namorar, bater papo com amigos.
- ♥ Massagem corporal e cuidados estéticos.

9

Módulo Especial: Dieta

É comprovado cientificamente que a dieta rica em colesterol e gordura saturada tem aumentado os riscos para as doenças cardiovasculares. Particularmente para os hipertensos, a dieta também deve evitar os alimentos ricos nesta composição porque a dieta inadequada pode acelerar o desenvolvimento das doenças do coração. O sal deve ser consumido de acordo com as recomendações. Deve-se enfatizar a importância dos alimentos ricos em fibras, pois elas ajudam o organismo a não absorver, no processo digestivo, o colesterol dos alimentos, além de melhorar o funcionamento intestinal. Outros estudos indicam que o potássio ajuda a prevenir e controlar a HAS (pressão alta). Este mineral pode ser encontrado em frutas frescas ou secas, hortaliças cruas e caldo de carne natural caseiro.

QUANTIDADES ACONSELHÁVEIS NA ALIMENTAÇÃO

- ♥ A gordura total ingerida não deve ser maior do que 30% das calorias diárias.
- ♥ Os ácidos graxos saturados: de 8% a 10% do total de calorias.
- ♥ Os ácidos graxos poliinsaturados: 10% do total de calorias.
- ♥ Os ácidos graxos insaturados: 15% do total de calorias.
- ♥ O colesterol ingerido deve ser menor que 300mg por dia.
- ♥ O sódio deve ser ingerido até 6mg/dia.
- ♥ Fibras: 25 a 30g/dia.
- ♥ Proteínas: 10% a 15% do total de calorias ingeridas.

- ♥ Lípides: 23% a 30% do total de calorias ingeridas.
- ♥ Os carboidratos: de 50% a 60% do total de calorias ingeridas, principalmente os complexos.
- ♥ O total de calorias ingeridas deve ser ajustado à manutenção de um peso corporal saudável.

Exemplo de porcentagens de calorias que vêm de alimentos ricos em gorduras:

- ♥ Óleos e margarina (100%)
- ♥ Molhos para saladas (75-100%)
- ♥ Carnes e frango frito com pele (43%)
- ♥ Nozes, castanhas e amêndoas (75-90%)

DIETA SAUDÁVEL E BALANCEADA

LATICÍNIOS

Leite e Derivados

- ⇨ Escolha derivados do leite desnatado, iogurte, ricota ou queijo branco.
- ⇨ Não devem ser consumidos: leite integral, creme de leite, manteiga, requeijão, parmesão, queijo prato ou provolone (queijos gordos e amarelos).

GORDURAS E ÓLEOS

Existem três tipos de gorduras nos alimentos: a *saturada*, a *poliinsaturada* e a *monoinsaturada* (ou insaturadas). A maioria dos alimentos contém os três tipos. *Somente a gordura saturada aumenta o colesterol no sangue.* As gorduras insaturadas como os óleos vegetais são as mais indicadas para o consumo, pois ajudam a baixar o nível de colesterol do sangue, entretanto, devem ser consumidas com moderação.

Alimentos de origem animal, produtos industrializados e alguns alimentos vegetais contêm alto teor de gordura *saturada* como o *óleo ou leite de coco e manteiga de cacau*. Prefira margarinas ou óleos vegetais *insaturados* (de *soja, milho, girassol, canola, oliva*) como ingredientes dos alimentos para cozinhar e temperar.

Gorduras Saturadas

As gorduras saturadas são geralmente encontradas nos alimentos de origem animal. Após serem metabolizadas pelo organismo, as gorduras saturadas se transformam em colesterol no sangue. Exemplos de gorduras saturadas que devem ser evitadas ou moderadamente consumidas:
- *Carne de porco, algumas partes do boi como a picanha, cupim e costela.*
- Pele de aves.
- Produtos embutidos.
- Manteiga, leite e creme de leite.
- Alguns alimentos de origem vegetal também possuem este tipo de gordura, tais como a *gordura vegetal hidrogenada, leite de coco, cacau, chocolate e margarina.*

Colesterol e Dieta

- O *colesterol* é encontrado nos alimentos de origem animal como *ovos, carnes, aves, frutos do mar e derivados do leite.*
- Evite levar os alimentos temperados com óleos ou margarinas ao fogo. Tempere após o cozimento.

ÓLEOS TROPICAIS

Óleo de coco, óleo de palmeira e óleo de castanha contêm de 92% a 50% de *gordura saturada*. Estes óleos são encontrados em produtos industrializados como *bolos* e *salgadinhos*.

CARNES, AVES E PEIXES

Escolha as carnes brancas e peixes. Todos os alimentos devem ser sempre cozidos ou assados e não fritos.

- O *bacalhau* contém muito sal.
- *Frango, peru* e *aves* em geral devem ser ingeridos sempre sem a pele.
- *Carnes vermelhas* (fraldinha, alcatra e filé) não mais do que 200g por dia.
- *Carne de vitela.*
- *Bacon, lingüiça, salsicha e salames* contêm mais colesterol e sal do que os outros tipos de carne.
- *Aves silvestres* (faisão, por exemplo) usualmente contêm menos gorduras do que pato e ganso.

Frutas e Vegetais

Estes alimentos são ricos em vitaminas (principalmente, A e C), minerais e fibras. Recomenda-se ingerir cinco ou mais porções de vegetais, frutas ou sucos de frutas/dia. Escolha vegetais frescos e frutas frescas ou secas.

Ovos

Os ovos são ricos em proteína, vitamina B, ferro e outros minerais. Entretanto, a gema do ovo é muito rica em colesterol. Recentes pesquisas têm sugerido que a gema de ovo não seja o vilão como sempre foi rotulado. Entretanto, até que maiores e melhores esclarecimentos sejam definidos, sugere-se que o limite de consumo de um ovo inteiro, ou só a gema, não ultrapasse uma vez por semana, incluindo os usados para cozinhar outros alimentos. E não há limites de quantidade com relação à clara do ovo, mas evite fritá-la.

Carboidratos

Quando a proporção de calorias proveniente de gordura é reduzida em uma dieta, os carboidratos devem compensar a diferença calórica. A ingestão de carboidratos deve ser de 50-55% ou mais de calorias, dando ênfase aos amidos, vegetais, frutas e grãos. Além de possuir variedades de vitaminas e minerais, tais alimentos têm baixo teor de gordura.

Pães, Cereais, Massa e Amiláceos

Prefira os cereais integrais, pelo menos três vezes por semana. Estes alimentos podem ser utilizados de várias maneiras. Como salgadinhos, bolos, pães de frutas, biscoitos salgados e doces. A dieta rica em fibras, com baixo teor de gordura, tem ajudado a diminuir os níveis de colesterol no sangue, além de ajudar no funcionamento do intestino.

AMIDOS — farinha, pão, arroz, milho, batata, legumes, cevada, aveia, frutas e vegetais.

FIBRAS — farelo de trigo, pão de trigo e cereais, repolho, couve, cenoura, beterraba, couve-de-bruxelas, nabo, couve-flor, legumes, cevada, arroz integral, bagaços e cascas.

Álcool

Segundo estudos, o álcool é responsável por 5% a 10% dos casos de HAS (pressão alta). Evite consumir bebidas alcoólicas todos os dias. O álcool, quando consumido em excesso (mais de 59ml por dia), aumenta os níveis de gordura no sangue, aumenta a pressão arterial, pode levar ao derrame e a distúrbios do ritmo cardíaco, contribui para a obesidade, problemas no fígado (cirrose), gastrite e provoca alterações químicas. Se você tem o costume de ingerir bebidas alcoólicas, limite-se a 29,5ml de etanol por dia, que representa:

- ⇨ 1 dose de whisky ou
- ⇨ 1 dose de vodca ou conhaque ou
- ⇨ 1 dose de aguardente ou
- ⇨ 2 copos de vinho ou
- ⇨ 1 garrafa de cerveja

Como para as mulheres a tolerância é menor (devido à constituição biológica do organismo feminino), recomenda-se não exceder a metade dos limites mencionados.

ATENÇÃO!
ALIMENTOS E TIPO DE PREPARO QUE DEVEM SER EVITADOS OU REDUZIDOS:

- Leite integral, queijos gordurosos (muzarela, prato, parmesão etc.), creme de leite, manteiga, requeijão
- Carne gorda, camarão, frango com pele, carne de porco
- Embutidos (lingüiça, presunto, mortadela, salame etc.)
- Gema de ovo
- Toucinho defumado, banha de porco, *bacon*, óleo de amendoim ou coco
- Miúdos: fígado, rim, coração, miolo
- Biscoitos amanteigados, cremosos, doces folhados
- Coco e derivados (leite e gordura) e preparações
- Sorvetes cremosos
- Qualquer tipo de fritura

10

Módulo Especial: Sal

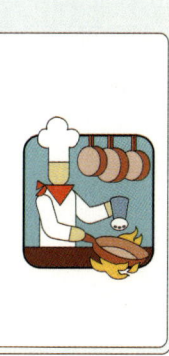

O perigo do sal de cozinha está na quantidade de sódio. O sódio é um mineral importante para o organismo, mas em excesso contribui para o aumento da pressão arterial. O sódio está presente no sal de cozinha, mas também pode ser encontrado, principalmente, nos alimentos enlatados e nos frios.

Com o excesso de sal, o organismo estreita as artérias, diminuindo, assim, a passagem do sangue. A pressão, portanto, se eleva em resposta a tal estreitamento. Outro mecanismo é a afinidade que as paredes internas das artérias têm pelo sal e pela água. O sódio também libera substâncias que provocam o estreitamento das artérias à passagem do fluxo sangüíneo, aumentando ainda mais a pressão. Recomenda-se que a ingestão de sal não ultrapasse 6g por dia (1 colher de café equivale a 2,3g de sal).

COMO REDUZIR O SAL DA DIETA?

- ♥ Considere que todos os alimentos naturais já contêm o seu próprio sal.
- ♥ Nunca adicione sal após o preparo dos alimentos.
- ♥ Escolha alimentos frescos ou congelados, sem adição de sal ou temperos.
- ♥ Evite adicionar sal nos vegetais e legumes enlatados ou em conserva, eles já contêm sal.
- ♥ Quando comer fora de casa:

- peça ao cozinheiro que seu alimento seja preparado com pouco ou sem sal;
- substitua os alimentos enlatados pelos frescos;
- substitua as carnes defumadas e os frios pelas carnes grelhadas;
- prefira os molhos do tipo "vinagrete", com pouco sal, aos molhos à base de maionese;
- evite os molhos tipo: inglês, mostarda, maionese, *shoyu*;
- evite produtos industrializados: picles, azeitonas, frios, enlatados, carnes defumadas, carne-seca, bacalhau, manteigas e margarinas com sal, extratos de carne e galinha, achocolatados, melado, biscoitos, salgados, algas, queijos e sopas.

DICAS

- ♥ Para temperar, utilizar limão, alho, cebola, cheiro-verde e ervas como substituto do sal.
- ♥ Substituir o pão pelo biscoito de água e sal ou preparar o pão caseiro com pouco/sem sal.
- ♥ Observar as tabelas de alimentos que devem ser reduzidos ou evitados.
- ♥ Preste atenção nos rótulos de produtos industrializados como bolos, biscoitos, doces e achocolatados, pois possuem sódio (sal) que entra no processo de conservação dos alimentos.

♥

11

Como Vai a Sua Vida???

Assinale e conte as atividades, hábitos ou ocorrências na sua vida nos últimos três meses. (Cite qualquer outra que não estiver aqui representada.) Em seguida, coloque os resultados no quadro anexo.

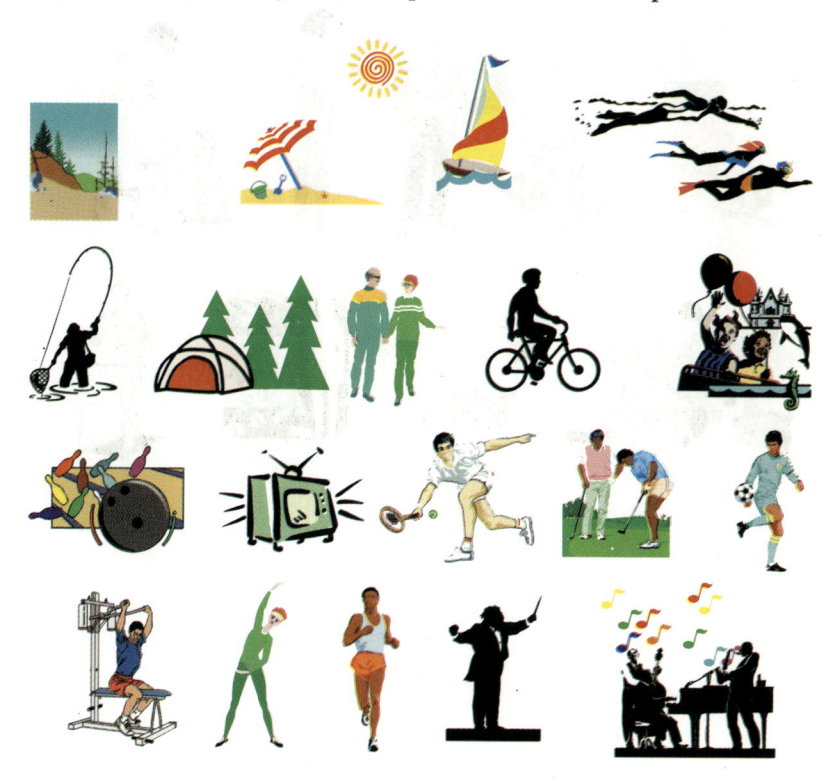

64

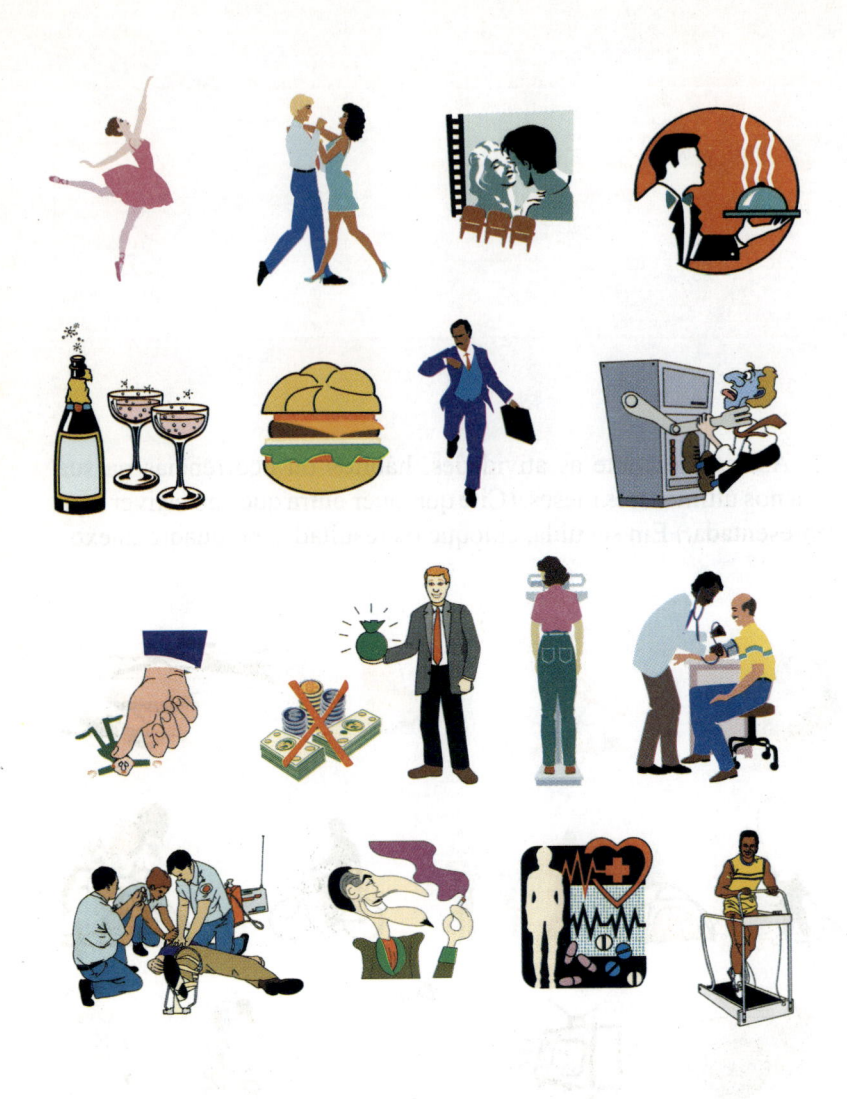

RESULTADOS

Atividades de Lazer	Atividades Esportivas	Ocorrências Médicas	Hábitos Saudáveis	Hábitos Nocivos

OBSERVAÇÕES

_____
_____

CONCLUSÕES E RECOMENDAÇÕES
(*SERÁ PREENCHIDO PELO MÉDICO*)

_____
_____
_____

LEGENDA

A) Atividades de lazer: *montanhas, campos, praias, ar livre, navegar, pescar, acampar, dançar, passeios a pé ou de bicicleta, parque de diversões, jogar boliche, ouvir música, assistir TV,* shows, *teatro, cinema, bater papo etc.*

B) Atividades esportivas: *natação, vôlei, futebol, basquete, golfe, tênis, pesca submarina, ginástica, musculação, corrida etc.*

C) Ocorrências médicas: *mal súbito, taquicardia, desmaios, falta de ar, dores e desconforto físico, medição de pressão, teste de esforço, eletrocardiograma, pesagem etc.*

D) Hábitos saudáveis: *boa alimentação, exercícios físicos; trabalhar, se divertir, controle do peso, horas adequadas de sono,* check-ups *eventuais etc.*

E) Hábitos nocivos: *fumar, beber em excesso, comida gordurosa, pressa e correria, indisciplina com horários, volume de trabalho, pressão do chefe, perder dinheiro, sedentarismo, não controlar a pressão arterial, não fazer* check-ups, *não dormir o suficiente etc.*

Fontes e material consultados:

- ♥ SBC — Sociedade Brasileira de Cardiologia
- ♥ INCA — Instituto Nacional do Câncer
- ♥ AHA — American Heart Association
- ♥ SBC-FUNCOR
- ♥ EPM — Escola Paulista de Medicina